AF585765

HÉMIPLÉGIE DROITE

ET

# PIED BOT VARUS-ÉQUIN

CONSÉCUTIFS A UNE PARALYSIE INFANTILE

RÉSECTION DE L'ASTRAGALE

ET

APPAREILS ORTHOPÉDIQUES

Par le Dr L. MONNIER

Chirurgien de l'hôpital Saint-Joseph
(Service des Enfants)



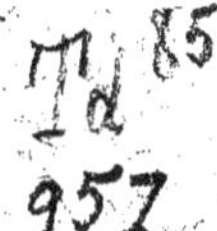



CLERMONT (OISE)
IMPRIMERIE DAIX FRÈRES
3, PLACE SAINT-ANDRÉ, 3

1893

# HÉMIPLÉGIE DROITE

ET

# PIED BOT VARUS-ÉQUIN

## CONSÉCUTIFS A UNE PARALYSIE INFANTILE

## RÉSECTION DE L'ASTRAGALE ET APPAREILS ORTHOPÉDIQUES

**Par le Dr L. MONNIER**

Si la paralysie infantile, localisée à quelques muscles, ne présente pas habituellement grande gravité au point de vue des conséquences ultérieures, il n'en est pas de même quand elle a frappé de mort tout un membre et à plus forte raison quand elle a atteint un des côtés du corps sans épargner entièrement l'autre. Dans ces cas la base de sustentation manquera et, si l'enfant n'est pas l'objet d'une surveillance attentive, des déformations osseuses s'établiront, donnant au corps les attitudes les plus disgracieuses que des opérations graves et des appareils compliqués pourront seuls corriger.

C'est un fait de ce genre que nous croyons utile de publier, car il montre bien tout le parti que l'on peut tirer de la chirurgie antiseptique et des appareils orthopédiques.

Le nommé Esp., âgé de 14 ans 1/2, entre dans notre service d'enfants, le 20 octobre 1892. A perdu son père de paralysie à la suite d'insolation aux colonies. A plusieurs frères ou sœurs bien portants. Vers l'âge de 8 mois, il fut soudain frappé d'une paralysie infantile qui sembla généralisée au début, mais finalement persista complète dans tout le membre inférieur droit, incomplète dans la jambe gauche et le bras droit : de ce côté, elle atteignit même l'ouïe. A 10 ans, un chirurgien lui fit une ténotomie du tendon d'Achille à droite et on lui appliqua un appareil à tuteurs, avec point d'appui ischiatique, et relié à un corset. A gauche on mit également un appareil à tuteurs latéraux, mais s'arrêtant au genou : il put alors marcher assez correctement tout en se servant de béquilles qu'il déposa au bout d'un certain temps. Malheureusement ces appareils se brisèrent souvent et furent refaits très imparfaitement, de sorte que peu à peu le pied droit se dévia en varus-équin et le pied gauche en valgus, mais infiniment moins.

*Actuellement*, 20 octobre 1892, Esp. est un jeune homme grand pour son âge (1 m. 60 environ), mais maigre et pâle ; sa physionomie est assez intelligente ; en réalité ses facultés intellectuelles sont peu développées et le sens de l'ouïe est fort obtus à droite.

Il lui est impossible de se tenir debout sans ses appareils et pour l'examiner dans cette position nous devons le faire maintenir avec l'appareil de Serres.

On constate alors que le membre inférieur droit n'a plus de muscles : c'est un long fuseau grêle renflé au niveau du genou : oscillant absolument comme un battant de cloche quand le sujet relève le côté correspondant du bassin et le porte en avant. Toute la moitié droite du tronc est moins développée que la gauche et s'incline fortement de ce côté : aussi, la tête se portant à gauche, il en résulte une scoliose à convexité droite. Enfin, le tronc présente une troisième déformation, c'est une dépression occupant les 2/3 inférieurs du sternum n'ayant pas moins de 2 à 3 cent. de profondeur : elle daterait de quelques années seulement. Elle paraît due à un refoulement en arrière du sternum par les 5e, 6e et 7e côtes dont les angles antérieurs ont pris une convexité exagérée.

Les déformations des deux pieds constituent la partie la plus intéressante.

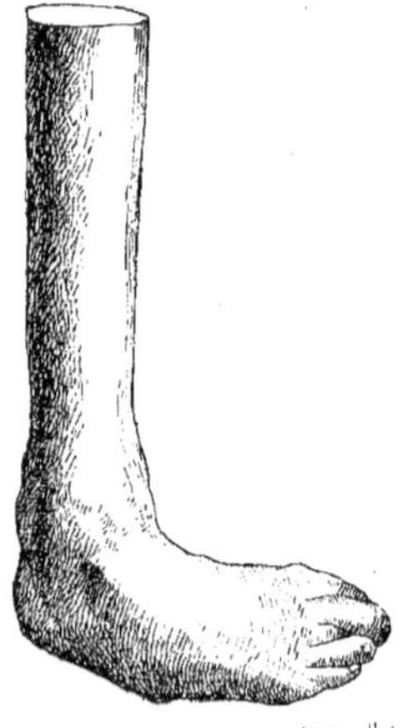


Fig. 1. — Pied droit, en varus-équin, avant l'opération, d'après un moulage.

Le droit, ainsi que le montre la figure ci-jointe, est en varus-équin presque du troisième degré, car la marche se fait sur le bord externe et même un peu sur le dos. Un durillon très douloureux s'est formé sur l'extrémité postérieure du V^e^ métatarsien. Au-dessus et un peu en arrière de ce durillon est une saillie assez volumineuse qui n'est autre que la tête de l'astragale.

Les mouvements passifs de l'articulation tibio-tarsienne (car les actifs n'existent plus) sont fort limités : la flexion notamment est rapidement arrêtée par la tête astragalienne.

Le bord interne, fortement relevé par suite de la rotation du pied en dedans, présente une incurvation assez accentuée : on la diminue dans de réelles proportions par une pression énergique sur le métatarse et les orteils : ceux-ci chevauchent les uns sur les autres, surtout les 2e et 3e.

Le pied gauche est équin-valgus-pied-plat ; mais, ce qui prédomine, c'est le valgus-pied-plat. En effet, pour avoir une plus large base de sustentation, le malade s'est habitué à porter l'avant-pied en dehors ; de la sorte l'équinisme se trouve masqué, d'autant qu'il s'est produit un tassement du medio-tarse en dedans, sur le bord interne, et une atrophie en dehors. Lorsqu'on saisit l'avant-pied à pleine main, on l'amène aisément dans le plan antéro-postérieur de la jambe, mais si l'on veut le fléchir à angle droit, on est arrêté à environ 111° : ici, à l'inverse de ce qu'on sent à droite, on se rend compte que la résistance réside dans la rétraction du tendon d'Achille. Le mollet de ce côté est maigre, mais existe cependant.

Ce jeune homme marche en projetant les jambes en avant et en fauchant d'une façon très défectueuse : la canne n'est pas nécessaire, mais les appareils sont indispensables ; sans eux, les jambes seraient impotentes.

Ajoutons que les extrémités, mais surtout à droite, sont toujours froides, moites et violacées, et que la main droite saisit difficilement les objets : la plume doit être tenue de la main gauche.

Etant données ces positions vicieuses des pieds, qui font que les tuteurs latéraux des appareils ne transmettent pas aux points d'appui inférieurs le poids du corps, suivant la normale et portent à faux, d'où leur détérioration fréquente, nous intervenons de façon à permettre au malade de poser les pieds à plat et à angle droit : une ablation de l'astragle à droite, une ténotomie du tendon d'Achille à gauche paraissent indispensables.

22 *octobre*. — Anesthésie. Lavages antiseptiques du pied droit : bande d'Esmarch. — Incision allant de l'articulation tibio-péronière inférieure à l'extrémité postérieure du quatrième métatarsien, en passant sur la saillie astragalienne : dénudation de cette saillie avec le détache-périoste ; reclinaison en dedans de la gaine des tendons extenseurs des orteils, que nous n'avons pas aperçus du reste au cours de l'opération : désinsertion avec le détache-tendons courbe des ligaments péronéo-astragaliens antérieurs et astragalo-scaphoïdiens. La tête de l'astragale est alors saisie avec le davier d'Ollier et le ligament en Y, puis le ligament

péronéo-astragalien postérieur étant successivement détachés, nous obtenons l'astragale intacte.

Nous saisissons le pied de la main droite et nous constatons qu'il est aisé de le ramener en position normale, à part un léger déjètement en dehors : dans ce mouvement le calcaneum vient combler en grande partie l'énorme cavité qu'occupait l'os enlevé. Certain de corriger l'équinisme, nous faisons disparaître par une détorsion violente l'enroulement du bord interne du pied sans qu'il soit nécessaire de pratiquer la section de l'aponévrose plantaire.

De plus, comme il nous semble capital d'obtenir, si possible, une ankylose tibio-tarsienne, nous enlevons soigneusement tous les cartilages d'encroûtement de la mortaise, faisant ainsi une sorte d'arthrodèse.--Lavages abondants au sublimé ; ablation de la bande d'Esmarch : aucune artériole ne donne. Drain prémalléolaire, gros et court : suture aux crins de Florence. Pansement iodoformé, fortement compressif. Appareil plâtré.

5 *nov.* — Suites de l'opération très heureuses : douleurs, très modérées du reste, le jour même : indolence depuis : absence de fièvre. Ténotomie du tendon d'Achille gauche après anesthésie à la cocaïne : écartement des bouts tendineux de 4 c. environ. Le pied est assez facilement ramené à l'angle droit : il persiste un léger degré de valgus. Un appareil plâtré maintient le pied en bonne position.

15 *nov.* — Va toujours très bien. Ablation du pansement : il est absolument sec : dans le drain un caillot durci : réunion complète excepté sur 15 millimètres, aussi tous les points de suture sont-ils enlevés ; la cavité paraît comblée et le pied est assez solide, mais présente encore le déjètement en dehors signalé plus haut.

Le drain est définitivement enlevé : pansement iodoformé. Nouvel appareil plâtré combattant particulièrement le déjètement en dehors.

26 *nov.* — Ablation du plâtre mis après la ténotomie, à gauche : le tendon est en grande partie reformé : essayage de l'appareil à tuteurs latéraux.

A droite, la petite plaie par où passait le drain s'est cicatrisée sous 2 pansements : en somme, cette ablation de l'astragale s'est guérie sans suppuration, en 35 jours : 3 pansements ont suffi.

15 *déc.* — Le malade se lève et appuie un peu sur le pied gauche (ténotomisé) que maintient l'appareil représenté dans la fig. 3.

9 *janv.* 93. — L'appareil de la jambe droite (voy. fig. 3) est appliqué depuis 2 ou 3 jours : le jeune Esp. commence à marcher en s'aidant d'une béquille, n'éprouvant qu'un peu de sensibilité rétro-malléolaire. L'articulation tibio-tarsienne est solide quoiqu'on puisse y produire des mouvements d'extension et de flexion très obscurs du reste, et indolents, hormis quand on dépasse l'angle droit dans la flexion.

Le pied, comme on peut en juger d'après la figure ci-jointe, a

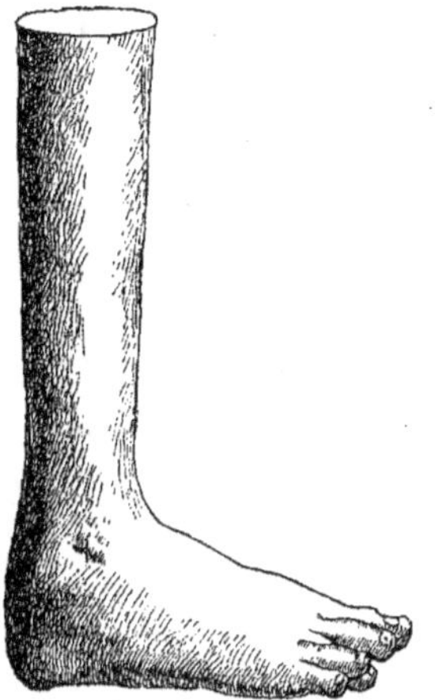


Fig. 2.— Pied droit après l'ablation de l'astragale, d'après un moulage.

un aspect très satisfaisant comparé à ce qu'il était avant l'opération : il repose bien à plat : les orteils, à part le 3me, sont sur le même plan. Le déjètement en dehors a été avantageusement combattu : il est à peine visible. Le petit trait ombré prémalléolaire indique les vestiges de l'incision.

17 *janvier* 1893. — S'est mis très rapidement à marcher avec une canne : la sensibilité, qui existait encore au cou-de-pied il y a 8 jours, a disparu. Aujourd'hui on complète l'appareil par un corset de maintien.

22 *janvier*. — Le jeune Esp. a fait de sensibles progrès dans la marche, encore un peu lente et gênée par le défaut d'accoutumance aux appareils, mais cependant très satisfaisante, différant absolument de la marche déhanchée, irrégulière, plongeante, d'avant l'opération. — Exeat.

La figure 3 représente dans son ensemble l'appareil construit sur nos indications par M. Lacroix, pour ce cas complexe. Il se compose de deux appareils à tuteurs latéraux et d'un corset.

L'appareil de la jambe gauche a pour but de combattre le valgus : le soulier renferme dans sa semelle une mortaise dans laquelle pénètre l'extrémité inférieure, coudée à l'angle obtus, du tuteur latéral interne : c'est ce qui constitue une articulation à tourillon : à l'extrémité supérieure est une plaque condylienne H, rembourrée. Pour appliquer cet appareil on met le soulier, puis on enfonce le tourillon dans la mortaise sans que la jambe soit logée dans la gouttière constituée par les tuteurs et les embrasses : le tuteur interne forme alors un angle avec l'axe de la jambe ; mais dès que par un léger effort on a placé le mollet dans la gouttière qui lui est destinée, le tuteur et l'axe de la jambe sont parallèles : pour ce faire, il a fallu que le pied vienne se mettre en position normale, autrement dit que le valgus disparaisse : de plus, le pied est solidement maintenu dans cette situation.

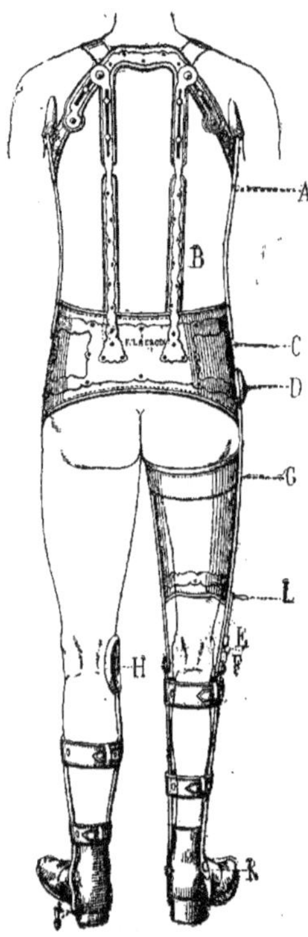


Fig. 3. — Appareil pour remédier à l'impotence du membre inférieur droit, à la scoliose et au pied bot valgus gauche.

L'appareil de la jambe droite est également à tuteurs latéraux ; mais, d'une part il s'articule par une articulation malléolaire avec le soulier qui renferme une semelle en liège de 2 c. environ, destinée à remédier à l'inégalité des membres ; d'autre part, il présente en haut un point d'appui ischiatique G ; enfin, il s'articule avec le corset en D.

Afin d'éviter la gêne qui résulte, dans la position assise, d'un membre inférieur absolument rigide, cet appareil porte une articulation en F qui se fléchit quand le sujet tire sur le bouton du verrou L, destiné à faire sortir le verrou E de sa mortaise : ce mouvement s'exécute aisément à travers le pantalon. Lorsque le malade se lève, le verrou rentre de lui-même dans la mortaise et, la flexion n'étant plus possible, le membre est parfaitement solide.

Le corset est constitué par une ceinture emboîtant bien le bassin, sur laquelle sont fixés 2 tuteurs postérieurs B, et 2 latéraux A, ces derniers terminés par des béquillons : 2 bandes scapulaires réunissent en haut les tuteurs entre eux ; enfin, une large bande élastique refoule l'abdomen en arrière et combat la lordose.

Grâce à ces appareils, grâce surtout aux deux opérations que nous avons pratiquées, ce jeune homme peut marcher et vivre à peu près de la vie commune ; nous ne saurions donc que nous applaudir d'avoir agi comme nous l'avons fait : toutefois, si cet enfant avait été surveillé, si on avait toujours tenu à ce qu'il portât des appareils dans le genre de ceux-ci, les 2 pieds bots eussent été évités et la scoliose ne serait pas apparue, du moins n'aurait pas été aussi accentuée ; en d'autres termes, au cours des paralysies infantiles il faut faire la thérapeutique préventive des déformations tendineuses ou osseuses, par le port d'appareils appropriés ; mais si celles-ci se sont produites par suite de négligence, le chirurgien doit intervenir sans hésiter : ce cas montre ce qu'il peut obtenir.

Clermont (Oise. — Imprimerie Daix frères, place Saint-André, 3.

www.ingramcontent.com/pod-product-compliance
Lightning Source LLC
LaVergne TN
LVHW012019170826
845678LV00004BA/1570

* 9 7 8 2 3 2 9 6 1 8 6 7 8 *